BEI GRIN MACHT SICH IHR WISSEN BEZAHLT

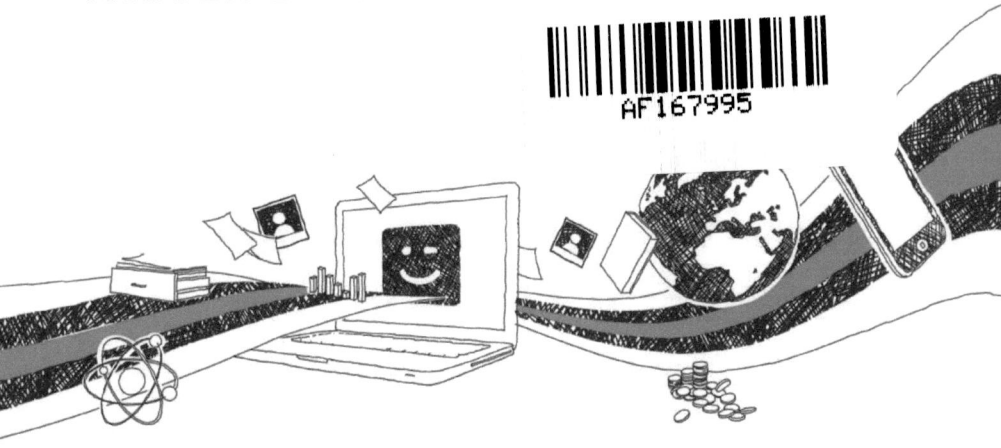

- Wir veröffentlichen Ihre Hausarbeit,
  Bachelor- und Masterarbeit

- Ihr eigenes eBook und Buch -
  weltweit in allen wichtigen Shops

- Verdienen Sie an jedem Verkauf

Jetzt bei www.GRIN.com hochladen und kostenlos publizieren

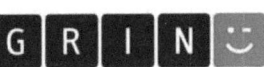

Achtsamkeitsbasierte Interventionsplanung nach dem transaktionalen Stressmodell. Verbesserung des subjektiven Erlebens und Verhaltens von Krebspatienten

Sandra Waldermann-Scherhak

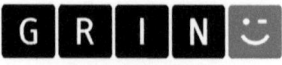

Bibliografische Information der Deutschen Nationalbibliothek:

Die Deutsche Nationalbibliothek verzeichnet diese Publikation in der Deutschen Nationalbibliografie; detaillierte bibliografische Daten sind im Internet über http://dnb.d-nb.de abrufbar.

ISBN: 9783346395177
Dieses Buch ist auch als E-Book erhältlich.

© GRIN Publishing GmbH
Nymphenburger Straße 86
80636 München

Druck und Bindung: Books on Demand GmbH, Norderstedt Germany
Gedruckt auf säurefreiem Papier aus verantwortungsvollen Quellen

Das vorliegende Werk wurde sorgfältig erarbeitet. Dennoch übernehmen Autoren und Verlag für die Richtigkeit von Angaben, Hinweisen, Links und Ratschlägen sowie eventuelle Druckfehler keine Haftung.

Das Buch bei GRIN: https://www.grin.com/document/1006631

FOM Hochschule für Oekonomie & Management Düsseldorf
Hochschulzentrum Düsseldorf

Berufsbegleitender Studiengang zum
Gesundheitspsychologie & Medizinpädagogik (B. A.)

Seminararbeit in Modul Gesundheitspsychologie

Achtsamkeitsbasierte Interventionen zur Verbesserung des subjektiven Erlebens und Verhaltens onkologischer Patienten

Sandra Waldermann-Scherhak

2020

II

Inhaltsverzeichnis

Abbildungsverzeichnis

Abkürzungsverzeichnis

GP	Gesundheitspsychologe
MP	Medizinpädagoge
MBSR	Mindfulness Based Stress Reduktion
MBCR	Mindfulness Based Cancer Recovery
MBAT	Mindfulness Based Art Therapy
SCL-90	Symptom-Checklist-90® - Standard-Fragebogen
TSM	Transaktionales Stressmodell

1 Einleitung

Jährlich erkranken insgesamt etwa 492.000 Menschen neu an Krebs. Krebserkrankungen in Deutschland nehmen mit ca. 230.000 Todesfällen pro Jahr nach den Herz-Kreislauf-krankheiten den zweiten Platz in der Rangfolge der Todesursachen ein. Für das Jahr 2020 ist eine Zunahme der neudiagnostizierten Krebserkrankungen auf rund 510.000 Erkran-kungsfälle prognostiziert (Robert Koch Institut, 2018). Eine Verbesserung der Früherken-nung und Prävention hat dazu beigetragen, dass die Zahlen der ‚altersbedingten Mortali-tät' in den letzten Jahrzehnten - bei Männern um 12 und Frauen um 5 Prozent - gesunken ist (Vgl. Krebsregisterdatenbank, 2018). Während 1980 mehr als zwei Drittel aller Krebs-patienten an der Krankheit verstarben, können heute mehr als die Hälfte aller Krebser-krankten von einer dauerhaften Heilung ausgehen. Doch obgleich Statistiken belegen, dass heute immer mehr Menschen eine Krebserkrankung überleben, kann nicht jeder on-kologische Patient zum Zeitpunkt der Diagnose von einer vollständigen Heilung ausge-hen. „Wie eine Krankheit verläuft, entscheidet nicht nur der richtige Einsatz von techni-schen Möglichkeiten der modernen Medizin, sondern ebenso die Natur des betroffenen Menschen selbst, seine Abwehrkräfte sowie seine Fähigkeiten zur Regeneration und Selbstheilung" (Irmey, G., 2007, S. 61). Die Diagnose Krebs schockiert und wird immer noch mit Hoffnungslosigkeit und Unheilbarkeit in Verbindung gebracht (Krebsinforma-tionsdienst, 2020). An Krebs zu leiden, wird meist als existenzielle Bedrohung des akti-ven Lebens empfunden und kann Gefühle des ‚Nicht-wahrhaben-Wollens', des ‚Sich-dagegen-auflehnens' sowie den Versuch des ‚Verdrängens- und Abwehrens' der Krebs-diagnose nach sich ziehen. „Manche Patienten reagieren mit Wut oder Widerwillen, dass sie diesen nächsten Schritt einer offensichtlich nicht enden wollenden Reise machen müs-sen" (Lemole/Mehta/McKee, 2016, S. 28). Die Veränderung der Lebenssituation, mögli-che Begleiterscheinungen nach der OP und während der Chemo- und Strahlentherapie können Körperidentitäts-, Körperempfindungs- und Schlafstörungen hervorrufen. „Die Hälfte aller Menschen, die eine Krebsdiagnose erhalten, leiden unter Ängsten und De-pressionen" (Hagemann, 2003, Seite 26). Patienten in der Remission, leiden an Angst vor einem möglichen Rezidiv, dem sogenannten Rückfall, und der Angst durch falsches Ver-halten ein Rezidiv zu begünstigen (Vgl. Hagemann, 2003, Seite 26).

1.1 Problemstellung

Ein wesentlicher Einflussfaktor auf das emotionale Erleben und Verhalten von Menschen ist die Beziehungsebene und die Kommunikation. Besonders bei einer Krebsdiagnose brauchen Patienten eine gewisse Zeit, um die Informationen des Arztes angemessen zu verarbeiten. Erwiesenermaßen können nur wenige Patienten nach Erhalt der Krebsdiagnose dem weiteren Gesprächsverlauf folgen und die Informationen des Arztes angemessen aufnehmen und verarbeiten. „Die Diagnose ‚Krebs' stellt einen entscheidenden Einfluss im Leben der Betroffenen dar. Die als lebensbedrohliche wahrgenommene Diagnose rührt an große existenzielle Themen wie Tod und Vergänglichkeit." (Dobos/Paul/Cramer G. 2011, S. 135). Wenn die Diagnose Existenz- und Todesängste auslöst, ist das meist mit dem Verlust der körperlichen Integrität verbunden. Gefühle wie Hilflosigkeit und Ohnmacht sind emotionale Zustände, die von Menschen - während dem Erhalt einer Krebsdiagnose - beschrieben werden. Schon ab dem Zeitpunkt des ersten Verdachts und während den Untersuchungen kann der Patient sich unsicher, ausgeliefert, verletzt und bedroht fühlen. „Der bereits ‚vorbelastete' Patient wird durch die Diagnosestellung aus seinem lebensgeschichtlichen Kontext herausgerissen und im Hier und Jetzt festgehalten. Weder seine Vergangenheit noch Zukunftsgedanken bestimmen sein Erleben, sondern nur der Augenblick, das Heute und höchstens noch das Morgen ist entscheidend." (Hagemann, W., 2003, S. 28) Neurobiologisch betrachtet ist Angst behavioral gekennzeichnet durch Vermeidungs-/Fluchtverhalten, Abwehr/Angriff, oder Erstarrung. „Auch Partner, Kinder, Verwandte und Freunde machen sich Sorgen, sind mitbetroffen, möchten helfen, kämpfen aber auch mit eigenen Gefühlen. Oder sie haben Scheu, das Thema anzusprechen, und ziehen sich zurück." (Krebsinformationsdienst, 2020). Durch Rückzugsverhalten der Angehörigen, fühlt der Krebserkrankte sich emotional alleine gelassen und sozial isoliert. Das Zusammensein mit anderen Krebserkrankten und die Unterstützung in einer Gruppe gleichbetroffener kann hilfreich sein. „An Krebs erkrankt nicht nur der Körper, auch die Seele kann aus dem Gleichgewicht geraten. Deshalb brauchen Krebsbetroffene auch seelische Begleitung, damit sie in ihrem Leben mit Krebs wieder Halt finden können." (Deutsche Krebshilfe, 2020)

1.2   Zielsetzung und Gang der Arbeit

In dieser Seminararbeit sollen auf die emotionalen Einflüsse der Krebserkrankung und das subjektive Erleben und Verhalten onkologischer Patienten eingegangen werden. Vorgestellt wird das TSM nach Lazarus, welches einen bedeutsamen Stellenwert in der Gesundheitspsychologie einnimmt. Es soll zeigen, wie eine Herangehensweise in Bezug auf das emotionale Erleben und Verhalten der onkologischen Patienten, ergänzend zur somatischen Behandlung und Therapie angewendet werden kann, sodass der Erkrankte sich nicht der Krebserkrankung oder seinem Schicksal hilflos ausgeliefert fühlt, sondern selbstwirksam wird und selbstbestimmt im Prozess seiner Krankheitsbewältigung bleibt. „Wir neigen dazu, die Krebsbekämpfung mit einem Krieg zu vergleichen, doch wir können ein unzuträgliches inneres Milieu, das sich in Aufruhr befindet, in eines verwandeln, das entspannt und friedvoll ist, voller Hoffnung, Vertrauen, Empathie und Mitgefühl." (Lemole/Mehta/McKee, 2016, S. 24). Fähigkeiten und Ressourcen des Patienten sollen erkannt und genutzt werden, die seine Selbstheilungskraft anregen und den Heilungsprozess positiv beeinflusst. Des Weiteren wird selbsterstelltes Konzept vorgestellt, in dem achtsamkeitsbasierte Interventionen eingesetzt werden, damit eine Reduktion von negativ empfundenem krebsgebundenem Stress für den Patienten wahrnehmbar wird. Die Steigerung des Wohlbefindens und die subjektiv empfundene Lebensqualität sollen dazu beitragen, dass der Patient in der Behandlungs- und Nachbehandlungsphase seinen Bewältigungsprozess aktiv mitgestaltet und perspektivisch betrachtet kein Rezidiv entwickelt. Achtsamkeitsmeditation zählt neben autogenem Training, progressiver Muskelrelaxation nach Jacobsen und Yoga zu den klassischen Methoden der Entspannungsverfahren und ermöglichen das „psychische Wohlbefinden zu steigern, Bewältigungsfähigkeiten zu stärken und die Differenzierungsmöglichkeiten körperlicher Wahrnehmung, sowie die Lebensqualität zu verbessern." (Lewis, E.J.S., D. M., 2011).

2   Theoretische Grundlagen

2.1   Das transaktionale Stressmodell nach Lazarus & Folkman

Das TSM (Lazarus, 1966; Folkman 1984) beschreibt, dass die Reaktion auf externe Stressfaktoren (Situation/Reiz) von Bewertungen einer Person bestimmt werden. Stress entsteht, wenn eine Disbalance zwischen den Anforderungen und den persönlichen Möglichkeiten, die einem Menschen zur Verfügung stehen, um eine Krise zu bewältigen, besteht. Bei der primären Bewertung kommt es zu einer Interpretation, ob ein Ereignis als günstig, irrelevant oder stressend eingeschätzt wird. Wird sie stressend erlebt, kommt es zur Unterscheidung ob diese als Schaden/Verlust (Angst/Trauer), Bedrohung (Angst/Ärger), oder Herausforderung (positive Aktivierung) empfunden wird. Die sekundäre Bewertung bezieht sich auf die Einschätzung der Ressourcen zur Bewältigung der Situation. „Ressourcen sind potentielle und tatsächliche Hilfsquellen zum Erreichen von Zielen, Zuständen, Veränderungen und Optimierungen." (Auhagen, 2004, Seite 6). Ressourcen und Coping-Strategien sind in der Krankheitsbewältigung lebensbedrohlicher Erkrankungen von hoher Bedeutsamkeit. Unter „Coping" verstehen Lazarus und Folkman (1984) die Bewältigung von Stress, die individuelle Bemühung, mit empfundenem Stress umzugehen. Lazarus' Definition von Stressbewältigung lautet: „Der Prozess der Handhabung jener externen und internen Anforderungen, die vom Individuum als die eigenen Ressourcen beanspruchend oder übersteigend bewertet werden." (Lazarus/Folkman, 1984, zit. nach Krohne 1996). Ein Individuum das fähig ist Stressoren mit Ressourcen und Bewältigungsstrategien zu widerstehen, wird die Situation als Herausforderung empfinden. Der Zyklus der Primär- und Sekundärbewertung wird so lange durchlaufen, bis die Situation nicht mehr als Bedrohung eingeschätzt wird und eine Anpassung an die Situation stattfindet.

5

Abbildung 1: Transaktionales Stressmodell nach Lazarus

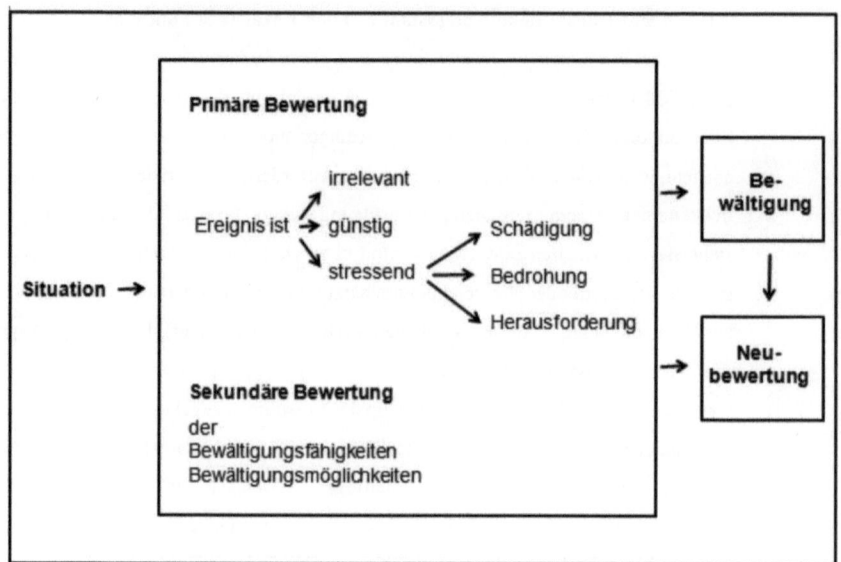

Quelle: Transaktionales Stressmodell in Anlehnung an Lazarus (nach Zapf & Semmer 2004, S. 1020)

2.2 Begriffsbestimmung „Achtsamkeit" und Historie

„Achtsamkeit" (englisch „*mindfulness*") ist ein zentraler Begriff in der buddhistischen Weisheitslehre, der in psychologischer Terminologie als ein spezifischer, trainierbarer Bewusstseinszustand beschrieben werden kann, der auf das direkte und nicht-wertende Gewahrsein dessen abzielt, was in jedem Augenblick geschieht (Hayes/Feldman, 2004; Sauer et al., 2011; Bishop et al., 2004). In der Praxis der Achtsamkeit geht es um das wertfreie Erleben im Hier und Jetzt, der Annahme dessen was ist, die urteilsfreie Wahrnehmung, das Verweilen im gegenwärtigen Zustand, der Annahme, der Akzeptanz, um sich auszurichten, hinzuwenden, und das eigene Sein und die Verbindung zu sich selbst und nach außen zu spüren. Der Begriff der Achtsamkeit, obgleich er aktuell in der modernen Zeit verbreitet ist, entstammt einem sehr alten Konzept, dessen Wurzeln im frühen Buddhismus zu finden ist, und dort als besondere Form zur Meditation eingesetzt wurde.

„Die Achtsamkeitspraxis im ursprünglichen buddhistischen Kontext ist nicht nur eine einzeln für sich stehende Meditationstechnik, um eine Zeit der Stille oder Selbstexploration zu erfahren, sondern Teil eines umfassenderen spirituellen Weges Hauptmotiv und Absicht, diesen Weg zu gehen liegen darin, sich auf einen Prozess persönlicher Transformation einzulassen, der zu Mitgefühl gegenüber allen Lebewesen führt und dessen höchsten Ziel die Befreiung ist." (Schmidt, S., 2014, Seite 15). In der westlichen Kultur stehen säkulare (weltliche; nicht kirchliche) Motive wie Stressbewältigung, Entspannung, Umgang mit chronischen Erkrankungen, Steigerung des Wohlbefindens und Selbstexploration und Selbstregulation in Bezug auf Gedanken, Gefühle und Körperempfindungen im Vordergrund. Der amerikanische Molekularbiologe und Professor der University of Massachusetts in Worcester ‚Jon Kabat-Zinn' gilt als Begründer der modernen Achtsamkeitspraxis. Ende der 1970er Jahre entwickelte er ein medizinisches Achtsamkeitstraining für die westliche Welt und nannte es MBSR »Mindfulness Based Stress Reduction«, übersetzt Stressbewältigung durch Achtsamkeit. Achtsamkeitstrainings zielen darauf ab, die Fähigkeit zu verbessern, die Aufmerksamkeit auf das reine Erleben des gegenwärtigen Momentes zu fokussieren und daraus eine allgemeine Haltung zu entwickeln, die geprägt ist durch eine offene und neugierige Wahrnehmung und ein bewertungsfreies Annehmen dessen, was ist. (Kabat-Zinn, 1998; Bishop et al., 2004; Meibert et al., 2006).

3   Aktueller Forschungsstand

Die wissenschaftliche Forschung der letzten 20 Jahre fand in zahlreichen kontrollierten, randomisierten und qualitativen Studien heraus, dass achtsamkeitsbasierte Verfahren zu einer signifikanten Veränderung des Erlebens und Verhaltens von Menschen führen. Hierbei konnte eine positive Veränderung des subjektiv empfundenen Stresserlebens, sowie ein verringerter Cortisol-Spiegel und Blutdruck als objektiv messbarer Biomarker festgestellt werden. MBCR verbessert bei Menschen mit Krebs und bei Survivors Depression, Angst, Schlaf und Fatigue, verringerte den Cortisolspiegel und den Blutdruck und wirkt sich auf die Länge der Telomere aus (Carlson, 2016). In 22 Studien wurden 1403 Menschen mit Krebs mit achtsamkeitsbasierten Verfahren behandelt. Eine Metaanalyse fand in den randomisierten, kontrollierten Studien mit relativ hoher Qualität im Prä-Post-Vergleich eine signifikante Reduktion von Angst und Depression (Piet et al, 2012). MBSR reduzierte bei 60 ambulanten Krebspatienten im Vergleich zu Kreativtherapie mit 44 Patienten Stress, Depression und Wut, MBSR erhöhte die Spiritualität. Beide trugen zu posttraumatischem Wachstum bei (Garland et al 2007). MBAT bei 111 Frauen mit verschiedenen Krebsarten, führte bei achtwöchiger Therapie im Kontrollgruppendesign zu weniger Distress (SCL-90) und höherer gesundheitsbezogene Lebensqualität (Monti et al 2005). In einer qualitativen Studie von Teilnehmerinnen eines modifizieren MBSR-Programms kristallisierten sich 5 Themen heraus: Öffnung, Selbstkontrolle, Teilen von Erfahrungen in der Gruppe, persönliches Wachstum und Spiritualität. (Mackenzie et al, 2007). In einer weiteren Studie mit 59 Brustkrebspatientinnen und 10 Prostatakrebspatienten konnte eine verbesserte Lebensqualität und ein verringerter Cortisol-Spiegel festgestellt werden. (Carlson et al, 2004). In einer Studie krebserkrankter Frauen mit sexuellen Problemen schätzten 26 Frauen im Feedback Achtsamkeit als die effektivste Komponente des Programms ein. (Brotto et als, 2008). Bei 12 Frauen mit Brustkrebs führte 7 Wochen Wandern auf dem Jakobsweg zu mehr Achtsamkeit im Sinne einer Zunahme der Aufmerksamkeitsfokussierung auf die Gegenwart. (Baumann et al, 2008). Die wohl erste veröffentliche kontrollierte Studie erschien im Jahr 2000 in der Fachzeitschrift „Psychomatic Medicine" und verdeutlichte, dass MBSR zur Reduktion von Stress aber auch zur Verbesserung der Stimmung führt. (Speca, Calson et al, 2000). Die Wirksamkeit der Achtsamkeit zeigt sich durch Steigerung der Aufmerksamkeitsregulation, Vertiefung des

Körper-Gewahrseins und Verbesserung des gesundheitsförderlichen Verhaltens. Die Wahrnehmung von negativen Gedanken und verbesserter Umgang mit belastenden Gefühlen hat somit eine präventive Wirkung für Stresserkrankungen, Depressionen, Burnout. Die neurologischen Effekte auf die Hirnaktivität und eine Veränderung der Hirnstruktur in acht Regionen, darunter auch die Selbst- und Emotionsregulation, sind wissenschaftlich belegt. Im Jahr 2018 erschienen 842 Beiträge in wissenschaftlichen Journalen, die sich auf Achtsamkeit bezogen. Wenn in der vorliegenden Arbeit auf veröffentliche Studien hingewiesen wird und für das erstellte Konzept keine eigenen erhobenen Daten vorliegen, die eine statistische Signifikanz und eindeutige Wirksamkeit und Effektstärke bestätigen, weisen die hier genannten Studien auf einen Profit der Wirksamkeit der achtsamkeitsbasierten Intervention hin. Über die englischsprachige Datenbank PubMed lassen sich medizinische Datenbanken nach Studienergebnissen zu ,Mindfulness' durchsuchen. Im Anhang der Seminararbeit sind die Quellen zu den hier erwähnten Studien aufgelistet.

4 Interventionsplanung

4.1 Ziele

Die Diagnose einer Krebserkrankung ist ein Einflussfaktor zur Entstehung stressassozi-ierte psychische Krankheiten. „Studien haben gezeigt, dass durch einen Schock, der in einer akuten Belastung entsteht, Wahrnehmungsstörungen, Desorientierung, Bewusst-seinseinengungen bis hin zur Depersonalisierung bzw. eine zeitweise Dissoziation der Persönlichkeit hervorgerufen werden können." (Freund, L., 2011, S. 189). Damit der on-kologische Patient trotz der belastenden Diagnose und den damit verbundenen veränder-ten Lebensumständen seine Resilienz wieder aufrechterhalten oder schnellstmöglich wie-derherstellen kann, ist seine individuelle Förderung wichtig. „Resilienz bedeutet dabei die Wiederherstellung normaler Funktionsfähigkeit nach erlittenem Trauma" und der „Erhalt der Funktionsfähigkeit trotz vorliegender beeinträchtigender Umstände" (Stau-dinger/Greve, 2001, S. 101). Selbstvertrauen und Selbstbewusstsein sind Merkmale der Persönlichkeit, aber nicht bei jedem Menschen sind diese so ausgebaut, dass sie über aus-reichend Resilienz verfügen. Die Resilienz-Forschung hat herausgefunden, dass sich Resilienz bereits in der frühen Kindheit entwickelt, das neurologische Faktoren und Erb-anlagen das Ausmaß der individuellen Resilienz beeinflussen, und sie jederzeit trainiert und gefördert werden kann, damit Menschen ein erfolgreicher Umgang mit Krisen ge-lingt. Im Jahr 2003 wurden sieben Resilienz-Faktoren von den amerikanischen Psycho-logen Karen Reivich und Andrew Shatté beschrieben. 2012 erschien eine Metaanalyse der Forscher Lisa Lyssenko und Jürgen Bengel, die anhand von 740 verschiedenen Quel-len die sieben Resilienz-Faktoren, die Reivich und Shatté bereits 2003 formuliert hatten bestätigt. Die „achtsamkeitsbasierten Interventionen" werden im 8-Wochen-Setting an den 7 Säulen der Resilienz angelehnt. Das Ziel ist, im Rahmen des achtsamkeitsbasierten Konzeptes in Kombination mit den sieben Resilienz-Faktoren das subjektive Erleben und Verhalten onkologischer Patienten zu verbessern, damit ihre innere Stärke zunimmt, ihre Ressourcen aktiviert werden und sie selbstbestimmt und aktiv auf Ihren Gesundungspro-zess einwirken können, sodass die Krebserkrankung keine unüberwindbare Lebenskrise auslöst. „Bei der Achtsamkeit geht es nicht um die Vermeidung bestimmter Gefühle; sie dient auch nicht dazu, sich dem natürlichen Gang der Dinge – Krankheit, Altern, Verlust und Trennung – entgegenzustemmen. All das ist unausweichlich. Nicht aber unsere Reaktion darauf." (Rosenbaum, E., 2013, S. 15). Der betroffene Patient kann schrittweise lernen die Situation zu akzeptieren, die körperlichen Nebenwirkungen, den emotionalen Schmerz wahr- und anzunehmen, sowie die Auswirkungen auf die sich verändernden sozialen Lebensbedingungen, und die tiefgreifende Veränderung die sie erlebt haben, schrittweise und im eigenen Tempo angemessen zu verarbeiten und als wertvolle Erfahrung zu integrieren. „Gerade Krebskranke, für deren Behandlung es selten eine eindeutige medizinische Strategie gibt, möchten zunehmend kompetent und autonom am therapeutischen Entscheidungsprozess beteiligt sein." (Irmey, G., 2007, S. 60) Am Ende des gesamten Zeitraums ergeben alle Settings mit den sieben Resilienz-Faktoren ein ganzheitliches Entwicklungskonzept, welches den onkologischen Patient befähigt, sich in seiner persönlichen Lage, der privaten und gesellschaftlichen Umwelt zu Recht zu finden und Stabilität und Stärke zu empfinden. Neben der Entspannung sind auch kognitive Effekte zu erwarten, da während der Meditation ein Perspektivenwechsel stattfinden kann, der kognitive Umstrukturierungen und Neubewertungen auslöst. Sie haben zusätzlich einen „stabilisierenden Effekt zumal die Patienten erleben, dass sie selbst etwas für sich tun können und sich somit nicht so ohnmächtig und ausgeliefert fühlen". (Dorfmüller M., D.H., 2013)

4.2 Methoden

Zu den sieben Resilienz-Faktoren zählen: ‚Optimismus, Akzeptanz, Orientierung auf die Lösung, Verlassen der Opferrolle, Übernahme der Verantwortung für das eigene Leben, Aufbau neuer Netzwerke, Planung und Neugestaltung der Zukunft'. Alle sieben Resilienz-Faktoren sind für ein selbstbestimmtes aktives Leben gleichermaßen von Bedeutung. Im Setting können die Resilienz-Faktoren Schritt für Schritt im aktiven Lernprozess antrainiert und verinnerlicht werden. Die einzelnen Termine des Settings teilen sich in zwei Teile *Theorie* und *Praxis* auf. Im *theoretischen Teil* wird das Konzept der Resilienz und aufbauend die Anfänge der Resilienz-Forschung sowie aktuelle Forschungsschwerpunkte dargestellt. Zu jedem Einzeltermin wird thematisch einer der sieben Resilienz-Faktoren

in Betracht genommen und als mögliches Veränderungsziel vorgestellt. In der Klein-
gruppe oder im Tandem kann der jeweilige Resilienz-Faktor diskutiert und im Plenum in
der *Brainstormingphase* gemeinsam herausgearbeitet werden. Als *Überleitung* zum *prak-
tischen Teil* und Einleitung der *Achtsamkeitsübung* kann der Coach eine Geschichte, eine
Metapher oder einen passenden Text vorlesen. Diese sollten zum jeweiligen Thema pas-
sen. Die achtsamkeitsbasierte Intervention wird vom durchführenden Coach angeleitet
und in der Gruppe gemeinsam geübt. Da Regelmäßigkeit eine Einflussgröße auf die
Wirksamkeit hat, dient die Übung als Hausaufgabe die im Alltag geübt und vertieft werden kann. Im Zeitalter der Digitalisierung ist hier anzudenken, die geführten Achtsamkeitsübungen vorab einzusprechen und den Patienten in digitaler Form als Mp3-Datei
abspielbar auf einem Smartphone oder eine CD für das täglichen Üben mitzugeben.

4.3   Programmplanung

1.) Informationsveranstaltung

Eine Informationsveranstaltung bietet Orientierung. Dieser Termin kann 60 – 90 Min be-
tragen, bei dem das Konzept, sowie die Planung des zeitlichen Umfangs des 8-Wochen-
Settings vorgestellt wird. Das TSM nach Lazarus (1966) und Folkman (1984) kann zur
Einleitung dienen, da diese Stress-Theorie die individuelle Motivation und Bewertung
sowie externe Faktoren aus der Umwelt mit in Betracht nimmt. Der Programmablauf mit
den Interventionsbausteinen, sowie vorhandene wissenschaftliche Studien und Pilotpro-
jekte können vorgestellt werden, die die Wirksamkeit untermauern, Vertrauen schaffen
und die Motivation der onkologischen Patienten fördern an dem Achtsamkeitstraining
teilzunehmen.

2.) Vorgespräch (Einzelsitzung inkl. Evaluation)

Termin: Vorbesprechung (Einzelsitzung inkl. Evaluation)

Dieser Termin dient Anamnesegespräch. Der onkologische Patient kann persönliche Fragen stellen und seine Intention, Motivation und Volition für die Teilnahme anhand des
TSM nach Lazarus und Folkman erläutern. Die Erwartungen und Berücksichtigung indi-
vidueller Wünsche des Patienten können besprochen, sowie Kontraindikationen wie die
Neigung zu Psychosen, psychiatrischen Vorerkrankungen wie Schizophrenie, Depression, posttraumatischen Belastungsstörungen und Suizidalität-Tendenzen geklärt werden.

In diesen Fällen ist eine Rücksprache und Kooperation mit dem behandelnden Psychotherapeuten oder Psychoonkologen erforderlich. Zum Ende des Vorgesprächs kann ein Anfangs-Fragebogen ausgefüllt werden. Somit ist der erste Messzeitpunkt für die Evaluation gegeben.

3.) Durchführung des 8-Wochen-Settings

Das gesamte Setting - inklusive Vor- und Nachbesprechung - umfasst 11 Termine. Die Gruppe trifft sich zu 8 festgelegten Terminen in einem dafür vorgesehen und hergerichteten Raum. Der 9. Termin dient als Follow-Up Treffen für die Gruppen nach einem Zeitraum von 3 Monaten. Vor dem 1. und nach dem 8. Termin findet jeweils ein Termin als Einzelsitzung als Vor- und Nachgespräch mit dem durchführenden Coach statt. Vor Beginn und nach Beendigung können Fragebögen zu Evaluierung vom Patienten ausgefüllt werden. Die achtsamkeitsbasierte Intervention wird dem jeweiligen Resilienz-Faktor angepasst und die Achtsamkeitsübungen anhand dessen ausgerichtet.

Termin 1: „Optimismus"

a.) Impulsvortrag zum ersten Resilienz-Faktor
b.) Brainstorming: Jeder für sich einzeln / danach Sammlung im Plenum Flipchart
c.) Überleitung/Einstieg zur Achtsamkeit: Vorlesen Geschichte/Metapher/Text
d.) Achtsamkeitsübung: „Achtsam Essen" & *„Achtsame Atembeobachtung"* geführte
  Anleitung. (Dauer je 15 Min)
e.) Hausaufgabe 1. Woche: „Achtsame Atembeobachtung" an 6 Tagen der Woche.
Täglich eine Mahlzeit „achtsam essen".

Termin 2: „Akzeptanz"

a. - c. wie Termin 1
d.) Achtsamkeitsübung: „Body-Scan" - *geführte Körperreise* (Dauer 30-45 Minuten).
e.) Hausaufgabe 2. Woche: „Body Scan" an mindestens 6 Tagen der Woche. Täglich
Achtsamkeit bei Routineaktivitäten (Zähne putzen, duschen, eincremen, essen etc.)

Termin 3: „Orientierung auf die Lösung"

a - c. wie Termin 1
d.) Achtsamkeitsübung:„Sitzmeditation mit Fokus Atem" angeleitet. (Dauer 10-15 Min.)
e.) Hausaufgabe 3. Woche: „Body Scan" an mindestens 6 Tagen der Woche. Täglich
„Sitzmeditation mit Atembeobachtung".

Termin 4: „Verlassen der Opferrolle"

a - c. wie Termin 1

d.) Achtsamkeitsübung: „Gehmeditation/Achtsamkeitsspaziergang"

e.) Hausaufgabe 4. Woche: „Body Scan" und „Gehmeditation/Achtsamkeitsspaziergang" an mindestens 6 Tagen der Woche abwechselnd üben. Täglich „Sitzmeditation mit Atembeobachtung" 10-15 Minuten.

Termin 5: „Übernahme der Verantwortung für das eigene Leben"

a - c. wie Termin 1

d.) Achtsamkeitsübung: „Sitzmeditation mit Fokus auf den Atem und Körperempfindungen und den Körper als Ganzes". Dauer 30 Minuten

e.) Hausaufgabe 5. Woche: „Body Scan" und „Gehmeditation/Achtsamkeitsspaziergang" abwechselnd an mindestens 6 Tagen der Woche. Täglich „Sitzmeditation mit Atembeobachtung" 10-15 Minuten. Täglich „Sitzmeditation mit Fokus auf den Atem und Körperempfindungen und den Körper als Ganzes".

Termin 6: „Neue Netzwerke aufbauen"

a - c. wie Termin 1

d.) Achtsamkeitsübung: „Sitzmeditation mit Fokus auf die Gedanken". Wahrnehmung von automatischen Gedanken und Gedankeninhalten. (Dauer 20-30 Minuten).

e.) Hausaufgabe 6. Woche: „Body Scan" und „Gehmeditation/Achtsamkeitsspaziergang" abwechselnd an mindestens 6 Tagen der Woche. Täglich „Sitzmeditation mit Atembeobachtung" 10-15 Minuten. Täglich „Sitzmeditation mit Fokus auf Gedanken" als Objekt der Aufmerksamkeit.

Termin 7: „Zukunft neu planen und gestalten"

a - c. wie Termin 1

d.) Achtsamkeitsübung: „Sitzmeditation mit Fokus auf Gefühle" Objekt der Aufmerksamkeit zum Wahrnehmen von Gefühlszuständen und Stimmungen. (Dauer 30-45 Minuten)

e.) Hausaufgabe 7. Woche: „Body Scan" und „Gehmeditation/Achtsamkeitsspaziergang" abwechselnd an mindestens 6 Tagen der Woche. Täglich „Sitzmeditation mit Atembeobachtung" 10-15 Minuten. Gedankliche Vorbereitung darauf, dass der Kurs in der Gruppe endet und Ideen (Ressourcen/Strategien) entwickeln wie die eigene Achtsamkeitspraxis täglich weitergeführt wird (zur Vorstellung beim 8. Termin).

Termin 8: Abschluss und Verabschiedung/Reflektion in der Gruppe
Das Ende des Settings und das Verlassen der Gruppe verdeutlicht dem Individuum den Übergang in den Status der Eigenverantwortung. Das weitere Praktizieren der Achtsamkeit geschieht ab dem Zeitpunkt in Eigenregie, ohne Anleitung des Coaches und ohne Gruppe. Dieser Termin dient als offizieller Abschluss. Persönliche und gemeinsame Erfahrungen im Austausch in Kleingruppen/Plenum zu möglichen Fragen:

„Warum sind Sie in den Kurs gekommen? Welche Erwartungen, Wünsche, Hoffnungen gab es? Warum sind Sie dabeigeblieben? Was nehmen Sie aus dem Kurs mit? Was haben Sie gelernt? Was mussten sie aufgeben/opfern? Was waren die größten Hindernisse/Hürden beim Lernen? Was haben Sie bekommen/gewonnen? Welche Ressourcen/Strategien helfen Ihnen, um zukünftig selbstständig Achtsamkeit zu praktizieren?"
Brainstorming: Jeder für sich einzeln / danach Sammlung im Plenum Flipchart

Für den Follow-Up-Termin in 3 Monaten: *3 kurzfristige* Ziele (nächsten 3 Monate) und *3 langfristige* Ziele (1 Jahr und länger) benennen/notieren. Die Ziele sollten aus den Erfahrungen der Achtsamkeitspraxis und in Bezug auf die 7 Resilienz-Faktoren resultieren.
Überleitung/Einstieg zur Achtsamkeit: Vorlesen Geschichte/Metapher/Text
Achtsamkeitsübung: „Abschluss-Meditation - Liebende Güte" eine besondere Meditationsübung und älteste Form der buddhistischen Meditation genannt *„Metta-Mediation"* bei der es darum geht, eine liebevolle und wohlwollende Haltung gegenüber sich selbst und allen fühlenden Wesen der Welt zu entwickeln. Der Begriff *„Metta"* kommt aus der indischen Sprache (genannt Pali) und bedeutet übersetzt *„Freundschaft, Allgüte, Freundlichkeit"*.

e.) Hausaufgabe ab 8. Woche: Ab jetzt gilt es für das weitere Leben die Achtsamkeit mit Mediationsübungen nach Wahl eigenständig im Alltag zu etablieren. Die Praxis aufrechterhalten und zu etwas wichtigen Eigenem machen. Achtsame Beobachtung im Alltag, was zu sich genommen wird: *was, wann, wie oft, wie viel, mit wem/von wem.* (Nahrung, Informationen, Medien, Nachrichten, Düfte/Gerüche, frische Luft – alles was wir über unsere Sinne „Augen, Ohren, Nase, Mund" aufnehmen). Im Alltag immer wieder den Raum für den gegenwärtigen Augenblick öffnen. Das Gewahrsein und Möglichkeiten für mehr Achtsamkeit bewusst wahrnehmen. Den Atem bewusst dazu nutzen, Alltagstätigkeiten zu verlangsamen, um die eigenen Grenzen zu spüren, den Stress zu reduzieren und das Wohlbefinden und die Lebensqualität und Lebenszufriedenheit immer weiter zu steigern.

4.) Nachbesprechung inklusive Evaluation

Termin: Nachbesprechung (Einzelsitzung inkl. Evaluation)

Dieser Termin dient als Abschlussgespräch. Hier können letzte persönliche Fragen geklärt werden. Zum Ende kann ein Erhebungsbogen ausgefüllt werden, der den zweite Messzeitpunkt darstellt. Zum Ende kann ein Vergleichswert zum ersten Messzeitpunkt für die Evaluation erstellt und abgebildet werden.

5.) Follow-Up Treffen (nach 3 Monaten)

Termin 9: Follow-Up Treffen

Die Teilnehmer können sich im lockeren Rahmen austauschen wie die Achtsamkeit im Alltag gelingt. Gemeinsam wird eine achtsamkeitsbasierte Intervention vom Coach oder einem freiwilligen Teilnehmer angeleitet. Das kann achtsames Essen, eine Achtsamkeitsübung mit Fokus auf Atem oder ein Body-Scan sein. Je nach Wetterlage ist die achtsame Bewegung „Achtsamkeitsspaziergang in der Natur" eine kraftspendende Erfahrung. Hierbei ist die gesundheitliche Verfassung der onkologischen Patienten zu berücksichtigen. *Alternativ:* Zum Follow-Up-Treffen kann ein nahestehender Mensch Familienmitglied/Freund/in des Krebserkrankten eingeladen werden, um den Angehörigen einzubeziehen und die soziale Bindung zu stärken. Je nach Krankheitsverlauf und möglichen körperlichen Veränderungen, kann dem Patient mit einer vertrauten Person an der Seite, das Zurückkommen in die Gruppe erleichtert werden. Nach Möglichkeit und bei Bedarf kann den Angehörigen ein „Achtsamkeitskurs für Angehörige krebserkrankter Menschen" angeboten werden.

4.4   Evaluation

Vorgespräch und Nachgespräch eigenen sich als Evaluationszeitpunkte. Empfehlenswert ist die Befragung der Bereiche die das „subjektive Erleben und Verhalten" sowie die „emotionalen Kompetenzen" und ggf. die Resilienz-Faktoren, vor und nach dem Setting, messbar und darstellbar machen. Die Fragebögen sollten nach der Auswertung mit den Patienten besprochen werden. Für das hier vorgestellte Konzept wurde die Auswahl von drei Fragebögen getroffen:

<u>HSW-BS</u> = „*Habituelle subjektive Wohlbefindlichkeitsskala mit Stimmungsniveau und Lebenszufriedenheit*" mit Erfassung der Sub-Skalen: Stimmungsniveau und Allgemeine Lebenszufriedenheit.

<u>SEK-27</u> = „*Fragebogen zur standardisierten Selbsteinschätzung emotionaler Kompetenzen*" mit Erfassung der neun Sub-Skalen: Aufmerksamkeit, Klarheit, Körperwahrnehmung, Verstehen, Akzeptanz, Resilienz, Selbstunterstützung, Konfrontationsbereitschaft und Regulation.

<u>SEK-ES</u> = „*Fragebogen zur emotionsspezifischen Selbsteinschätzung emotionaler Kompetenzen*" mit Erfassung der Sub-Skalen: Stress/Anspannung, Angst, Ärger, Traurigkeit, Depressivität, Scham, Schuld, Ekel, Bewältigungs-Emotionen, Positive und negative Affekte.

Der Follow-up-Termin kann optional als „dritter Messzeitpunkt" dienen. Mit dem Einladungsschreiben zum Follow-Up-Treffen können die Fragebögen mitgesendet werden und vom Patienten ausgefüllt zum Treffen mitgebracht werden. Eine gesamte Auswahl von Fragebögen zum vorgestellten Themenbereich sind im Anhang dieser Seminararbeit aufgelistet.

5 Fazit

Ein onkologischer Patient kann seine Selbstwirksamkeit und Selbstregulation durch Achtsamkeit und Meditationspraxis stärken. In der achtsamkeitsbasierten Entspannung kommt zu einer automatischen Distanzierung von negativen Gedanken und Gefühlen, wenn der Fokus im gegenwärtigen Verweilen, auf den Atem gerichtet ist. Dabei geht es um die Akzeptanz und die Annahme des aktuellen Zustandes und es entsteht eine Lücke zwischen Reiz und Reaktion. Innere und äußere Wiederstände, negatives Denken, Grübelzwang, Zweifel, Ängste und Befürchtungen können losgelassen werden. Im offenen Gewahrsein kann die Hingabe und das Vertrauen in die Selbstheilungskraft des Körpers gestärkt werden. Das selbstentwickelte Konzept mit achtsamkeitsbasierten Interventionen hat eine physisch-psychische Wechselwirkung und nimmt bei regelmäßiger Anwendung positiven Einfluss auf die Körper-Geist-Seele-Einheit des Patienten. Neben der Entspannung sind auch kognitive Effekte zu erwarten, da während der Meditation ein Perspektivenwechsel stattfinden kann, der kognitive Umstrukturierungen und Neubewertungen auslöst.

5.1 Praxistransfer

Achtsamkeit, mittels Atem-, Körper- und Meditationsübungen, finden in onkologischen Kliniken und Rehabilitationseinrichtungen bereits Anwendung. Als komplementäre und supportive Maßnahme stellt sie eine sinnvolle Ergänzung dar, die nicht primär der Heilung der Krebserkrankung dient, jedoch krankheitsbegleitende Symptome abschwächen und Selbstheilungsprozesse beschleunigen kann. Psychoonkologen empfehlen Achtsamkeitsübungen, um Krebspatienten bei der Bewältigung ihrer Krankheit zu unterstützen, den Genesungsprozess positiv zu beeinflussen und das subjektiv empfundene Wohlbefinden zu steigern. Als kritische Punkte und Handlungsempfehlung sind folgende Punkte zu beachten: Die Haltung des GP/MP spielt bei der Durchführung des Settings eine wichtige Rolle. Empathie, Offenheit, Verständnis und Wertschätzung sind im Umgang mit dem Leid der Krebspatienten von großer Bedeutung. Kritisch zu betrachten ist, dass Menschen, je nach Alter und Religionszugehörigkeit, durch den buddhistischen Ursprung der

Achtsamkeitspraxis in einen konfessionellen Konflikt geraten und die Teilnahme ablehnen. Dann sollten säkulare Motive hervorgehoben und die buddhistische Bedeutung spiritueller Motive außer Acht gelassen werden. Schwierigkeiten können entstehen, wenn für Patienten es als unangenehm empfinden sich in einzelne Körperregionen einzufühlen oder es ihnen nicht gelingt einen Entspannungszustand zu erreichen. Besonders Krebspatienten könnten beim Aufspüren von Schmerzen im Körper während eines Body-Scans mit zunehmender Furcht reagieren. Darauf hinzuweisen ist, dass Achtsamkeitspraxis eine gewisse Zeit der Übung und Geduld benötigt, damit diese zur Gewohnheit wird und ihre positive Wirkung entfaltet. Ein besonderes Augenmerk muss auf die Individualität des Krebspatienten gelegt werden, inwiefern dieser körperlich, geistig und seelisch in der Lage ist, die Achtsamkeitsübungen auszuüben. Der offene Umgang mit Gedanken und Gefühlen innerhalb der Gruppe kann für manche Menschen schwierig sein. Aufkommende negative Gefühle während eines Gruppensettings könnten sich auf andere Patienten auswirken und Ängste auslösen. Darauf zu achten ist, von Woche zu Woche zu hinterfragen ist, wie das Wohlbefinden des onkologischen Patienten ist, damit keine kontraproduktive Wirkung entsteht. Der Coach sollte zu Beginn und Ende jeden Settings eine Befindlichkeitsrunde machen, um die emotionale Stimmung und körperliche Verfassung der Teilnehmenden im Blick zu haben. Nach Bedarf sollte den Patienten auch die Möglichkeit zu Einzelcoachings während des Settings oder in Remissionsphase angeboten und jederzeit ermöglicht werden. Der kombinierte Einsatz des TSM und der achtsamkeitsbasierten Interventionen könnte begleitend ab Diagnosestellung einen wesentlichen Unterschied im Erleben und Verhalten des Patienten machen. Die existenzbedrohliche Lebenskrise könnte durch Aktivierung der Ressourcen und Bewältigungsstrategien in eine anzunehmende Herausforderung gewandelt werden. Trauer, Angst und Ärger könnte sich wandeln zu explorativer Neugier, - ein offenes Erkundungsverhalten -, welche Handlungsfähigkeit gibt und mit positiv empfundener Erregung, lebensbejahender Haltung und optimistischer Erwartung in Bezug auf den Gesundungsprozess einhergeht und die Selbstheilungskraft affirmativ vorantreibt. Der onkologische Patient hat die Chance als gleichberechtigter Partner von Ärzten und Therapeuten selbstbestimmt, aktiv, achtsam und selbstwirksam an seiner Gesundung mit zu arbeiten.

5.2   Perspektiven

Unser Gesundheitssystem berücksichtig die emotionale Betreuung von Patienten nicht ausreichend, obgleich bekannt ist, dass Behandlungen und Therapien mit Ärzten und Therapeuten, die sich Zeit nehmen und intensiv kümmern, und denen Patienten Vertrauen schenken, in der Regel viel erfolgsversprechender verlaufen. In der Praxis können behandelnde Ärzte, die eine Patientenaufklärung durchführen, aus organisatorischen Gründen nicht ausreichend Zeit für den Patienten aufbringen, um dem Entstehen eines Erschreckens und erlebten Schockzustandes durch die Diagnosestellung entgegenzuwirken. Mitgefühl für die Patienten und deren Angehörige zu entwickeln und ihnen respektvoll zu begegnen, ist eine Frage der Menschlichkeit, und sollte nicht an der Bezahlung oder Zeit scheitern, die Ärzten für eine Behandlung zur Verfügung steht. GP/MP können hinsichtlich dieser Tatsache wertvolle Arbeit in der Begleitung der Patienten leisten. Sie können eine gute Atmosphäre schaffen, um die Diagnoseübermittlung angenehm zu gestalten. Sie können behandelnde Ärzte unterstützen, indem Sie beim Gespräch anwesend sind oder Patienten nach der Diagnose auffangen. Anhand von Modellen aus der Gesundheitspsychologie und Methoden der Pädagogischen Psychologie können sie dem Patienten gezielt bei der Bewältigung helfen und Ärzte entlasten. Das in dieser Seminararbeit vorgestellte Konzept soll in naher Zukunft mit onkologischen Patienten - möglicherweise in Zusammenarbeit mit einer onkologischen Ambulanz - praktische Anwendung finden.

Anhang

Wissenschaftliche Studien:

Achtsamkeit und die Bewältigung von Krebs, (Göttingen, 2018)
https://achtsamkeit-goettingen.de/achtsamkeit-und-die-bewaeltigung-von-krebs/
[Zugriff 2020-05-24]

Englischsprachige Meta-Datenbank PubMed (wissenschaftliche Studien)
https://pubmed.ncbi.nlm.nih.gov/?term=Mindfulness
[Zugriff 2020-05-24]

Wissenschaftliche Fragebögen:

HSW-BS = „Habituelle subjektive Wohlbefindlichkeitsskala mit Stimmungsniveau und Lebenszufriedenheit" Quelle: Leibniz-Zentrum für Psychologische Information und Dokumentation (ZPID) (Hrsg.), Elektronisches Testarchiv. Trier: ZPID. https://doi.org/10.23668/psycharchives.326 [Zugriff 2020-06-01] Fragebogen zum Download:
https://www.psycharchives.org/static/pdfjs/web/viewer.html?file=/bitstream/20.500.12034/339/2/PT_9003795_HSWBS_Fragebogen.pdf

SEK-27 = Fragebogen zur standardisierten Selbsteinschätzung emotionaler Kompetenzen mit 9 Skalen: „Aufmerksamkeit, Klarheit, Körperwahrnehmung, Verstehen, Akzeptanz, Resilienz, Selbstunterstützung, Konfrontationsbereitschaft und Regulation" Quelle: Leibniz-Zentrum für Psychologische Information und Dokumentation (ZPID) (Hrsg.), Elektronisches Testarchiv. Trier: ZPID. https://doi.org/10.23668/psycharchives.387 [Zugriff 2020-06-01] Fragebogen zum Download:
https://www.psycharchives.org/static/pdfjs/web/viewer.html?file=/bitstream/20.500.12034/400/2/PT_9005957_SEK-27_Fragebogen.pdf

SEK-ES = Fragebogen zur emotionsspezifischen Selbsteinschätzung emotionaler Kompetenzen mit Erfassung der Sub-Skalen Stress/Anspannung, Angst, Ärger, Traurigkeit, Depressivität, Scham, Schuld, Ekel, Bewältigungs-Emotionen, Positive und negative Affekte. Quelle: Leibniz-Zentrum für Psychologische Information und Dokumentation (ZPID) (Hrsg.), Elektronisches Testarchiv. Trier: ZPID. https://doi.org/10.23668/psycharchives.435 [Zugriff 2020-06-01] Fragebogen zum Download:
https://www.psycharchives.org/bitstream/20.500.12034/448/1/PT_9006700_SEK-ES_Fragebogen.pdf

Literaturverzeichnis

Auhagen, Elisabeth Ann, Dr. (Positive Psychologie, 2004): Positive Psychologie – Anleitung zum „besseren" Leben, Weinheim/Basel: Beltz Verlag, 2004

Bishop, S.R., Lau, M., Shapiro, S., Carlson, L., Anderson, N.D., et al. (2004). Mindfulness: A proposed operational definition. Clinical Psychology: Science and Practice, 11, 230-241

Breuer, Reinhard, (Leib und Seele, 1996): Das Rätsel von Leib und Seele – der Mensch zwischen Geist und Materie, unverkäufliche Ausgabe der Heitkamp-Edition, Herne: Heitkamp GmbH, 1996

Carlson, L.E., Garland, S.N. (MBSR, 2005): Impact of Mindfulness-Stress-Reduction (MBSR) on Sleep, Mood, Stress, and Fatigue Symptoms in Cancer Outpatients. International Journal of Behavioral Medicine 12.4, S. 278-285

Dobos, G., Paul,.A., Cramer, H. in: (Achtsamkeit Wissenschaft, 2015): Zimmermann, M., Spitz, C., Schmidt, S., Achtsamkeit – Ein buddhistisches Konzept erobert die Wissenschaft, 2. Nachdruck der 1. Aufl. 2012, Bern: Hans Huber, Hogrefe AG, 2015

Dorfmüller M., D.H., (Psychoonkologie, 2013): Psychoonkologie Diagnostik-Methoden-Therapie. 2013, München: Urban & Fischer, 2013

Freund, Lisa (Heilung Lebenskrisen, 2011): Das Unverwundbare – Wege der Heilung in Lebenskrisen, München: O.W. Barth Verlag, 2011

Hagemann, Wolfgang (Krebsdiagnose systemisch, 2003): Systemische Hilfen für Betroffene, ihre Angehörigen und Helfer, Göttingen: Vandenhoeck & Ruprecht, 2003

Hayes, A. M., Feldman, G. (Clinical Psychology, 2004): Clarifying the construct of mindfulness in the context of emotion regulation and the process of change in therapy. Clinical Psychology: Science and Practice, 11, S. 255–262

Irmey, G., (Heilimpulse, 2007): Heilimpulse bei Krebs, Stuttgart: Karl. F. Haug Verlag, 2007

Kabat-Zinn, J. (Meditationsprogramm 1998): Im Alltag Ruhe finden - Das umfassende praktische Meditationsprogramm. Freiburg i.Br.: Herder Verlag, 1998

Knoll, N., Scholz, U., Rieckmann, N., (Gesundheitspsychologie, 2017): Einführung Gesundheitspsychologie, 4. Aufl., München: Ernst Reinhardt Verlag, 2017

Lazarus, R.S. & Folkman, S. (Stress, 1984). Stress, appraisal and coping. New York Springer, 1984

Lewis, E.J.S., D. M., Handbook of Psychotherapy in Cancer Care. 2011, West Sussex: John Wiley & Sons, 2011

Lemole, G. M., Mehta P. K., McKee, D.L., (After Cancer Care, 2016): After Cancer Care - deutsche Übersetzung - Weinstadt:Andreas Steiner e.K., 2016

Mehnert, A., Koch, U., Handbuch der Psychoonkologie. 2016, Göttingen: Hogrefe Verlag GmbH & Co., 2016

Meibert, P. (MBCT, 2014). Der Weg aus dem Grübelkarussell: Achtsamkeitstraining bei Depression, Ängsten und negativen Selbstgesprächen Das MBCT-Buch. Stuttgart: Kösel, 2014

Rosenbaum, E., (Jetzt Leben, 2013): Jetzt spüre ich das Leben wieder – Achtsamkeitsübungen bei chronischen Schmerzen, Krebs und anderen schweren Erkrankungen, München: Integral Verlag, 2013

Schwarzer, R. (Gesundheitsverhalten, 1992) Psychologie des Gesundheitsverhaltens, Göttingen: Hogrefe, 1992

Staudinger, U.M., Greve, W. (2001): Resilienz im Alter. In: Deutsches Zentrum für Altersfragen (Hrsg.): Personale, gesundheitliche und Umweltressourcen im Alter. Opladen: Leske und Budrich, 2001

Zapf, D. & Semmer, N.K. (Organisationspsychologie 2004). Stress und Gesundheit in Organisationen. In H. Schuler (Hrsg.), Organisationspsychologie (Enzyklopädie der Psychologie, Serie Wirtschafts-, Organisations- und Arbeitspsychologie, Bd. 1 S. 1007-1112). Göttingen: Hogrefe, 2004

Zimmermann, M., Spitz, C., Schmidt, S., (Achtsamkeit Wissenschaft, 2015): Achtsamkeit – Ein buddhistisches Konzept erobert die Wissenschaft, 2. Nachdruck der 1. Aufl. 2012, Bern: Verlag Hans Huber, Hogrefe AG, 2015

Internetquellen

Robert Koch Institut, "Krebs in Deutschland für 2015/2016", 12. Ausgabe, Robert Koch-Institut https://www.krebsdaten.de/Krebs/DE/Content/Publikationen/Krebs_in_Deutschland/krebs_in_deutschland_node.html [Zugriff 2020-05-02]

Bundesministerium für Gesundheit, Prävention, Gesundheitsgefahren und Krebs, 2020: https://www.bundesgesundheitsministerium.de/themen/praevention/gesundheitsgefahren/krebs.html [Zugriff 2020-05-02]

Krebsgeschehen in Deutschland 2016 (ganzer Bericht): https://www.bundesgesundheitsministerium.de/fileadmin/Dateien/3_Downloads/K/Krebs/Krebsgeschehen_RKI.pdf [Zugriff 2020-05-02]
Krebsgeschehen in Deutschland 2016 (Zusammenfassung): https://www.bundesgesundheitsministerium.de/fileadmin/Dateien/3_Downloads/K/Krebs/Krebsgeschehen_Zusammenfassung_Bericht.pdf [Zugriff 2020-05-02]

Deutsche Krebshilfe http://www.krebshilfe.de/ [Zugriff 2020-05-02]

Krebsinformationsdienst, Tumorarten und Krebsstatistiken: https://www.krebsinformationsdienst.de/tumorarten/grundlagen/krebsstatistiken.php [Zugriff 2020-05-02]

Lazarus, R. S., & Folkman, S. (1984): Coping and adaptation. The handbook of behavioral medicine http://dx.doi.org/10.1016/S0002-7138(09)61635-6 [Zugriff 2020-05-09]

Myers, D. G. (Psychologie, 2014): Psychologie (Springer-Lehrbuch). Berlin, Heidelberg: Springer Berlin Heidelberg. http://10.1007/978-3-642-40782-6 [Zugriff 2020-05-16]

Schmidt, S. (Sucht, 2014),: SUCHT – Zeitschrift für Wissenschaft und Praxis, 60. Jahrgang, Heft 1, Februar 2014, Verlag Hans Huber, Hogrefe AG, Bern, 2014 https://www.researchgate.net/publication/270937082_Was_ist_Achtsamkeit_Herkunft_Praxis_und_Konzeption [Zugriff 2020-05-16]

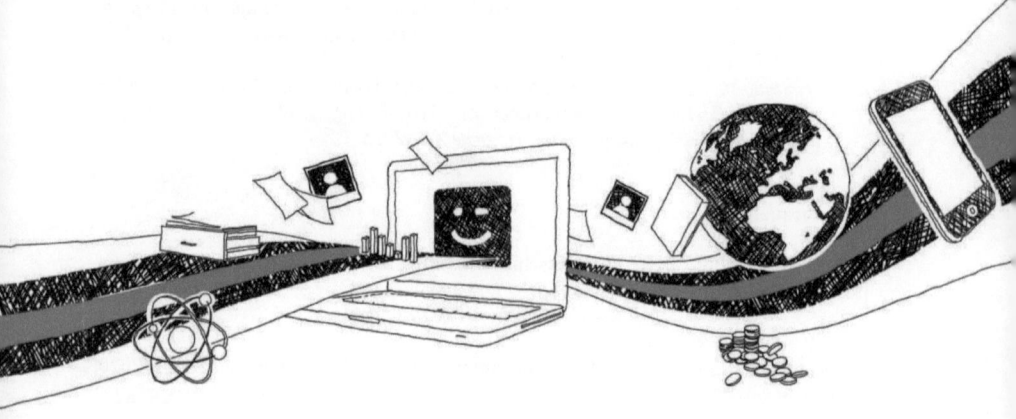
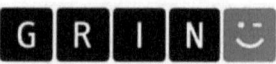